BEI GRIN MACHT SICH IHR WISSEN BEZAHLT

AF135901

- Wir veröffentlichen Ihre Hausarbeit,
  Bachelor- und Masterarbeit

- Ihr eigenes eBook und Buch -
  weltweit in allen wichtigen Shops

- Verdienen Sie an jedem Verkauf

Jetzt bei www.GRIN.com hochladen und kostenlos publizieren

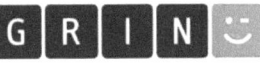

Bibliografische Information der Deutschen Nationalbibliothek:

Die Deutsche Bibliothek verzeichnet diese Publikation in der Deutschen National-bibliografie; detaillierte bibliografische Daten sind im Internet über http://dnb.d-nb.de/ abrufbar.

Impressum:

Copyright © 2018 GRIN Verlag
Druck und Bindung: Books on Demand GmbH, Norderstedt Germany
ISBN: 9783346039439

Dieses Buch bei GRIN:

https://www.grin.com/document/502193

Laura Tannert

Die Wirkungsweise von Musik auf invasiv beatmete Patienten

GRIN Verlag

GRIN - Your knowledge has value

Der GRIN Verlag publiziert seit 1998 wissenschaftliche Arbeiten von Studenten, Hochschullehrern und anderen Akademikern als eBook und gedrucktes Buch. Die Verlagswebsite www.grin.com ist die ideale Plattform zur Veröffentlichung von Hausarbeiten, Abschlussarbeiten, wissenschaftlichen Aufsätzen, Dissertationen und Fachbüchern.

Besuchen Sie uns im Internet:

http://www.grin.com/

http://www.facebook.com/grincom

http://www.twitter.com/grin_com

HOCHSCHULE FÜR ANGEWANDTE WISSENSCHAFTEN HAMBURG

Fakultät Wirtschaft und Soziales

Department Pflege und Management

Studiengang Interdisziplinäre Gesundheitsversorgung und Management (B. Sc.)

Musiktherapie auf der Intensivstation

Die Wirkungsweise von Musik auf invasiv beatmete Patienten

Tag der Abgabe: 16.08.2018

Vorgelegt von: Laura Tannert

Inhaltsverzeichnis

I Abkürzungsverzeichnis

Abb.	Abbildung
BAG	Bundesarbeitsgemeinschaft
BmGs	Bundesgesundheitsministerium
BtMG	Betäubungsmittelgesetz
DMtG	Deutsche Musiktherapeutische Gesellschaft
PDM	Patient-Directed Music
S.	Seite
s.	siehe
Tab.	Tabelle
u.a.	unter anderen
z.B.	zum Beispiel

II Tabellen- und Abbildungsverzeichnis

1 Einleitung

Musik ist in vielen Kulturen ein alltäglicher Begleiter. Auch im medizinischen Bereich etabliert sich die Musik im Laufe der Zeit als eine Form der Therapie. Musiktherapie wird häufig in der Psychotherapie angewendet. Die medizinischen, präventiven und therapeutischen Potenziale von Musik finden sich in der schmerz- und angstlösenden Wirkung wieder (Bernatzky, Kreutz, 2015, S.3). Durch den demographischen Wandel wird insbesondere die Medizin stark gefordert. Multimorbide Erkrankungen erfordern intensive Behandlungen und Überwachung. Verschiedene Studien behaupten, dass Angst und Unruhe-Zustände oft im Zusammenhang mit invasiv beatmeten Patienten stehen (Bernatzky, Kreutz, 2015, S.4). Musik trägt zur Gesundheitsvorsorge, der Behandlung und Nachsorge von Erkrankungen bei. Daraus resultiert die Forschungsfrage: *„Wie sind die Auswirkungen von patientenorientierter Musik-Therapie auf Angst und Unruhe bei sedierten, invasiv beatmeten Patienten?"* Um diese Forschungsfrage zu beantworten, wird versucht, mittels Literatur-Recherche eine theoretische Einführung in die Thematik zu geben, um einzelne Aspekte der Fragestellung definieren zu können. In einem weiteren Teil werden die Daten aus der Literaturrecherche selektiert, analysiert und Ergebnisse präsentiert.

2 Musik

In der vorliegenden Ausarbeitung „Die Wirkungsweise von Musik auf invasiv beatmete Patienten" wird zuerst auf die verschiedenen Definitionen zum Thema der Hausarbeit eingegangen. Die Studienarbeit ist insgesamt in zwei Hauptkapitel gegliedert: Im ersten Kapitel wird. Es wird an das Thema „Musik" herangeführt und dieses definiert werden. Im zweiten Kapitel wird der „Patient auf der Intensivstation" im näheren erklärt und definiert. Es folgt die empirische Untersuchung und das methodische Vorgehen. Ziel des methodischen Vorgehens ist es die Forschungsfrage: *„Wie sind die Auswirkungen von patientenorientierter Musik-Therapie auf Angst und Unruhe bei sedierten, invasiv beatmeten Patienten?"* zu beantworten.

Zum Ende der Ausarbeitung, stellt die Autorin aufbauend auf den Inhalt der Methodik das Ergebnis der Forschungsfrage sowie ein Fazit vor.

2.1 Definition

Musik ist ein Begriff, der in den unterschiedlichsten Kulturen für verschiedene Elemente steht. Oft wird Musik definiert wie

> *„eine Zufluchtsstätte für individuelles Erleben und zugleich eine Form der Kommunikation"* (van Deest, 1997, S.20).

Eine praxisnahe Definition von Musik wird als Klangkunst bezeichnet (Bernatzky, Kreutz, 2015, S. 8). In weiteren Kulturtechniken gibt es keine eindeutige Eingrenzung, was unter dem Begriff Musik zu verstehen ist (Bernatzky, Kreutz, 2015, S. 9). Musik ist ein komplexer, zusammengesetzter, auditiver Reiz (Bernatzky, Kreutz, 2015, S.8). Es wird von sogenannten Frequenzen, die von Schallschwingungen über das menschliche Ohr aufgenommen werden gesprochen (Duden, S.1066). Musik ist vielseitig einsetzbar und begleitet den Menschen in verschiedenen sozialen Kontexten (Bernatzky, Kreutz, 2015, S. 10). Das Hören von Musik hat positive Auswirkungen auf das Wohlbefinden und die Gesundheit des Menschen (Bernatzky, Kreutz, 2015, S. 11).

2.2 Bedeutung von Musik

Reize, die durch Musik ausgelöst werden, sind ausschlaggebend für gewisse Verhaltensweisen, wie z.B. das Wippen mit den Beinen, Trommeln mit den Fingern und rhythmische Bewegungen (Liedtke, 2004, S. 144). Musik fordert und fördert kognitive, emotionale und soziale Vorgänge und verfügt somit über die Möglichkeiten, Verhaltensweisen zu beeinflussen. Menschen werden bestärkt, gesundheitliche relevante Botschaften aufzunehmen und Abstand von negativem Verhalten zu gewinnen (Bernatzky, Kreutz, 2015, S. 10). Das Musikhören und deren kreative weitere Verarbeitung wie Singen, Tanzen und das Erlernen und Spielen von Instrumenten wirkt sich positiv auf Psyche, Körper und soziale wie mentale Ebenen aus (Bernatzky, Kreutz, 2015, S.8).

> *„Sie kann die Seele durch alle Stadien ihrer Erfahrung führen oder begleiten, ganz gleich, ob diese nur oberflächlich und verhältnismäßig allgemein sind oder tief und sehr persönlich"* (Aldridge, 1999, S. 7)

2.3 Musik als Heilmittel

Der demographische Wandel sowie eine steigende Lebenserwartung bringen eine Zunahme notwendiger medizinischer Behandlungen mit sich. Über Jahrtausende ist es bekannt, dass Musik und Wohlbefinden in Verbindung stehen. Dieses Wissen wird in der Musiktherapie angewandt. Die Wirkungszusammenhänge finden sich in den sozialwissenschaftlichen und experimentellen Methoden in der psychologischen Forschung wieder (Bernatzky, Kreutz, 2015, S.9). Musik wirkt sich auf die Biochemie des menschlichen Körpers aus. Stresshormone im Blut und der Blutdruck sinken und die Hinströme verändern sich (Kowal-Summek, 2016, S.60). Durch wohlklingende Musik werden vermehrt Endorphine, also körpereigene Glückshormone freigesetzt. Daraus resultiert eine Stimmungsaufhellung (Altenmüller, 1993, S. 175). Ebenfalls ist eine signifikante Reduzierung der Schmerzempfindung nachgewiesen (Herkenrath, 2005, S. 55). Nicht jedes Genre ist zur Musiktherapie geeignet. Zu schnelle, laute und unstimmige Musik kann die Freisetzung von Stresshormonen wie Adrenalin, ein Wirkstoff aus der Gruppe der körpereigenen Katecholamine, welcher als natürliches Hormon aus dem Nebennierenmark freigesetzt wird. Hingegen hilft es dem Menschen, Ängste und Spannungen abzubauen, wenn die gespielte Musik nicht zu laut und langsamer als der Herzschlag ist. Harmonische und nicht harmonische Klänge sollten sich im Gleichgewicht befinden. In der Musiktherapie wird nicht nach Leistung gestrebt. Es gibt kein „richtig" oder „falsch. Es werden Anteile des Menschen erreicht, die außerhalb dessen liegen, was als „gesund" oder „krank" bezeichnet wird (Bernatzky, Kreutz, 2015, S.11). Patienten und Therapeuten entwickeln neue Perspektiven. Musikalische Behandlungskonzepte orientieren sich grundsätzlich am Positiven (Aldridge, 1999, S. 27).

2.4 Musiktherapie

Musiktherapie ist eine der ältesten therapeutischen Formen und reicht bis in die Zeit um 1500 v. Chr. zurück. Sie stellt historisch betrachtet eine Verbindung von künstlerischem und medizinisch-magischem Handeln dar. Musiktherapie kristallisiert sich als zeit-/ und kulturgebunden (Plahl, Koch-Temming, 2008, S.30). Die heutige Form der Musiktherapie entwickelte sich in den USA erst nach dem 2. Weltkrieg. Unterschieden wird zwischen einer aktiven und einer rezeptiven Musiktherapie. Musiktherapie steht heute in einem Spannungsfeld zwischen Medizin,

Psychotherapie und Heilpädagogik (Kowal-Summek, 2016, S. 70). Es sind die unterschiedlichsten Wirkungen der Musik, die sie als Mittel der Therapie qualifizieren. Die Redaktion der Deutschen Musiktherapeutischen Gesellschaft (DMtG), die sich 2008 aus mehreren musiktherapeutischen Verbänden konstituiert hat, hat eine Sammlung an Definitionen zusammengetragen, die aus dem Zeitraum zwischen 1980 und 2004 Bezug auf musiktherapeutische Veröffentlichungen nahm. Damit wird aufgezeigt, dass es zu keiner einheitlichen Definition kommen kann (Kowal-Summek, 2016, S. 70). Die vorliegende empirische Arbeit hat sich für folgende Definition entschieden:

„Musiktherapie ist der gezielte Einsatz von Musik im Rahmen der therapeutischen Beziehung zur Wiederherstellung, Erhaltung und Förderung seelischer, körperlicher und geistiger Gesundheit" (Kowal-Summek, 2016, S. 72).

Sie gehört zu der praxisorientierten Wissenschaftsdisziplin, die in enger Wechselwirkung zu verschiedenen Wissenschaftsbereichen steht. Zu den Wissenschaftsbereichen gehören Medizin, Psychologie, Musikwissenschaft und Pädagogik (Kowal-Summek, 2016, S. 73).

3 Patienten auf der Intensivstation

Die Gründe für die Behandlung eines Patienten auf einer Intensivstation sind unterschiedlich. Es ist möglich, dass beim Auftreten einer lebensbedrohlichen Erkrankung oder nach einem schweren Unfall die direkte Aufnahme auf die Intensivstation erfolgen muss. Sie kann auch nach einer aufwendigen und langwierigen Operation erforderlich werden, wenn der Patient für mehrere Stunden oder Tage eine engmaschige Überwachung und Therapie bedarf. Auch eine Verschlechterung des Gesundheitszustandes während einer stationären Behandlung kann zur Verlegung auf die Intensivstation führen. Ist die Phase der vitalen Bedrohung vorbei, erfolgt gewöhnlich die Verlegung auf die Peripherie. Das primäre Ziel der intensiven Therapie und Pflege ist es, Störungen lebenswichtiger Körperfunktionen zu verhindern, zu überwinden und zu verbessern (Kretz, Schäffer, 2016, S.25). Dies trifft z.B. auf die künstlich invasive Beatmung zu. Es gibt zwei Formen der invasiven Beatmung: die endotracheale Intubation und die Tracheotomie. Ohne einen künstlichen Atemweg, Tubus oder Trachealkanüle, ist eine differenzierte maschinelle Beatmung nicht möglich (Larsen,

Ziegenfuß, Mathes, 2018 S.118). Wird ein Patient länger als 10-14 Tage invasiv beatmet, so wird eine Tracheotomie fällig. Ist die Dauer der oralen invasiven Beatmung
nicht abzuschätzen, wird täglich die Entscheidung über das Für und Wider einer
Tracheotomie diskutiert (Lang, 2017, S.72). Invasiv beatmete Patienten erhalten über
einen intravenösen Zugang sedative und analgetische Medikamente, die ein syn-
chronisiertes Atmen mit dem Beatmungsgerät fördern sollen. Diese starken Medikamente werden oft in hohen Dosen und über lange Zeit gegeben und haben Neben-
wirkungen wie Bradykardie, Hypotonie, Darmmotilität, Immobilität, Schwäche und
Delirium (Chlan et al., 2013). Die Hauptaufgabe der Intensivmedizin liegt in der Wiederherstellung und/oder Erhaltung der bedrohten Vitalfunktionen und der exakten
Überwachung der Patienten (Striebel, 2003, S. 269).

3.1 Wahrnehmung während der künstlichen Beatmung

Ehemals invasiv beatmete Patienten können sich im Nachhinein an Wahr-
nehmungen, Gefühle und Träume erinnern. Vegetative Reaktionen wie Puls-und
Blutdruckanstieg, die intubierte Patienten aufzeigen, weisen darauf hin, dass diese
ihre Umgebung wahrnehmen (Gustorff, Hannich, 2008, S. 35). Durch die intravenöse
Einnahme von Sedativa und-/oder Benzodiazepine während der künstlichen Beatmung kann die Realität nicht richtig wahrgenommen werden. Invasiv beatmete Patienten können sich bei Angstzuständen nicht selbst therapieren (Chlan et al., 2013).
Sedativa sowie auch Benzodiazepine stehen unter dem Betäubungsmittelgesetz
(BtMG, §1, Absatz 2, Punkt 1) vom Bundesministerium für Gesundheit (BmGs) und
können schwere Halluzinationen hervorrufen und stark abhängig machen (Cascorbi,
2013, S.24). Traumata sind die Folge und werden immer wieder von Menschen nach
dem Erwachen aus dem künstlichen Koma erwähnt. Krieg, Unfälle und der Tod werden in sogenannten Psychosen von Patienten erlebt. Pflegende und Ärzte werden
fälschlicherweise als Bedrohung und als Verfolger wahrgenommen. Pflegerische,
zum Teil schmerzhafte Maßnahmen, wie z.B. das Absaugen von Sekreten bestärken
den Patienten in seiner Annahme und führen dazu, dass er sich in sein tiefstes Inne-
res zurückzieht. (Gustorff, Hannich, 2000, S. 40).

3.2 Möglichkeit der Kommunikation

Patienten, die oral invasiv beatmet werden, sind verbal nicht zu erreichen. Sie wirken vor allem seelisch wenig belebt und vermitteln dem Betreuenden das Gefühl der Macht- und Hilflosigkeit. Der Patient scheint in seiner Bewusstlosigkeit in eine tiefe Einsamkeit zu sinken, da die Kontaktaufnahme zu ihm schwer ist (Gustorff, Hannich, 2000, S. 54). Daraus resultiert eine nonverbale Kommunikation von Seiten der Pflegekräfte und dem ärztlichen Personal und auch den Angehörigen. Tracheotomierte Patienten können während oder nach dem Weaning, d.h. dem Entwöhnen der Patienten von dem Respirator, nonverbal oder über verschiedene Spezialkanülen kommunizieren, wie z.B. ein Sprechaufsatz (Lang, 2017, S.72).

3.3 Wirkung der Musiktherapie auf invasiv beatmete Patienten

Seit 2009 besteht das Österreichische Musiktherapiegesetz, in dem geregelt ist, in welchen Feldern Musik als therapeutische Form Anwendung findet. Festgelegt wurde, dass Musiktherapie nachweisbare Hilfe u.a. für Menschen mit Psychosen, Koma-Patienten, Patienten mit Schädel-Hirn-Trauma oder auch krebskranke Kinder und Jugendliche bietet (Kowal-Summek, 2016, S. 375). Zweifellos ist Musik in der Lage, besonders starke Emotionen hervorzurufen (Bernatzky, Kreutz, 2015, S. 349) Emotionen können zu Angst und Unruhezuständen oder zu Entspannung führen (Bernatzky, 2015, S.350). Emotionen lassen sich durch Messungen der körperlichen Reaktionen, wie der Herzschlagfrequenz oder der Schweißproduktion objektiv erfassen (Bernatzky, Kreutz, 2015, S. 379). Invasiv beatmete Patienten, die täglich Musik über Kopfhörer hören, können weniger Angstzustände aufweisen. Der Angstgrad und die damit einhergehenden Unruhezustände können um 36,5% gesenkt werden. Auch die Sedierungsintensität kann signifikant reduziert werden (Chlan et al., 2013). Die Reduzierung von Angst- und Unruhezuständen durch das Hören von Musik bei invasiv beatmeten Patienten wird auch durch eine spanische Studie aus der Zeit zwischen 2009 und 2010 belegt. Des Weiteren stellt sich Musiktherapie als nicht-medikamentöse Behandlungsalternative dar (Sanjuán et al., 2012).

3.4 Musik und Schmerzverarbeitung

Musik wird bei der Schmerzbehandlung eingesetzt, da an verschiedenen Punkten der Stress-Reaktion und der Schmerzverarbeitung eingegriffen wird (Spintge, 2007, S.17). Schmerz ist ein Nervenimpuls, der durch verschiedene Stoffe ausgelöst wird, welche eine schädigende Wirkung auf den Körper haben. Diese Stoffe sind auch als Noxen bekannt. Ein Schmerzreiz wird in der Hirnrinde bewusst erfasst. Er entsteht aus einem elektrischen Impuls aus dem verletzen Gewebe, was als Schmerz empfunden wird. Schmerzempfinden ist subjektiv und führt immer zu einem Behandlungsweg (Stolecki, 2015, S.425). Adäquate Patienten können verbal ihre Schmerzen äußern. Invasiv oral intubierte Patienten haben nur die Möglichkeit der nonverbalen Kommunikation. Ein weiteres Anzeichen für Schmerzen sind erhöhte Blutdruckwerte. Um die Schmerzintensität bei sedierten und beatmeten Patienten messen zu können, wird die Behavioral Pain Scale (BPS) genutzt. Anhand der BPS kann der Gesichtsausdruck, die Bewegungen der oberen Extremität und Adaptation an das Beatmungsgerät von dem Pflegepersonal eingeschätzt werden. Die Kriterien dieser Skala werden mit vier Verhaltensweisen beschrieben, anhand derer die Schmerzintensität widergespiegelt wird. Anhand der Items werden die Beschreibungen eingeschätzt und nummeriert. Je höher die Zahl, desto höher das Schmerzempfinden des einzuschätzenden Patienten (Trojan et al., 2012).

Tab. 1. Behavioral Pain Scale (BPS). Eigene Darstellung

Item	Beschreibung	Punkte
Gesichtsausdruck	Entspannt	1
	Teilweise angespannt	2
	Stark angespannt	3
	Grimmassieren	4
Obere Extremität	Keine Bewegung	1
	Teilweise Bewegung	2
	Anziehen mit Bewegung der Finger	3
	Ständiges Anziehen	4
Adaption an Beatmungsgerät	Tolerierung	1
	Seltenes Husten	2

	Kämpfen mit dem Beatmungsgerät	3
	Kontrollierte Beatmung nicht möglich	4

Es besteht eine Trias zwischen Schmerz, Angst und Unruhe. Schmerzen führen dazu, dass durch den hohen Adrenalinausstoß während des Schmerzempfindens, der Patient die gegebene Situation als Stress empfindet. Sie wird als gefährlich wahrgenommen und führt zu einem negativ-emotionalen Notstandsempfinden. Dieses hat Auswirkungen auf die Steuerung des kardio-vaskulären und kardio-respiratorischen Systems. Der Hormonhaushalt des Körpers verschiebt sich und der Plasmaspiegel für Katecholamine, Steroidhormone und endogene Opioiden wird erhöht, sodass die Folge vegetative Entgleisungen wie Übelkeit und Erbrechen sowie motorische Dysfunktion wie Zittern ist. Als Folge kann es zu einer Abwehrreaktion, zu Aggression und einer reduzierten Compliance des Patienten kommen. Dies führt dazu, dass invasiv beatmet Patienten einen erhöhten Bedarf an Sedativa, Anästhetika und Analgetika aufweisen können und sich somit der Rehabilitationsverlauf verlängert (Bernatzky, Kreutz, 2015, S.72). Musik beschäftigt sich als hoher umfassender Sinnesreiz mit dem Bewusstsein derart, dass andere Umweltreize kaum oder gar nicht mehr wahrgenommen oder verarbeitet werden. Subcorticale Zentren der Schmerzverarbeitung und emotionalen Steuerung, wie z.B. im Limbischen System, werden direkt dämpfend beeinflusst. Eine weitere Suggestion in das Schmerzgeschehen durch Musik liegt in der muskelentspannenden Wirkung. Die Propriozeption, die aus Skelettmuskeln besteht, beeinflusst sowohl die Stimmungslage als auch die Schmerzwahrnehmung. Musik reduziert außerdem die Freisetzung von Stresshormonen und Katecholaminen. Während des Hörens von Musik kommt es zur Neueinschätzung einer Situation, die als ungefährlich oder weniger stress- und schmerzbetont wahrgenommen wird (Spintge, 2007, S.17).

„Strenge wissenschaftliche Korrelationen zwischen messbaren physiologischen Parametern und subjektivem Empfinden auf der einen Seite sowie verwendeten musikalischen Stimuli und deren innerer Struktur andererseits sind derzeit nur mit erheblichem methodischem und technischem Aufwand durch modernste Untersuchungsverfahren zu gewinnen" (Spintge, 2007, S.17).

4 Methodik

Die vorliegende Arbeit basiert auf einer empirischen Literatur-Recherche. Dafür wurden folgende Suchbegriffe in sinnvoller Kombination mit AND und OR in die Suchmaschinen Google Scholar, Pubmed, Medpilot, Science Direct und Jama Network eingegeben: Patient*, music therapy*, invasive artificial respiration, anxiety* agitation*, men, women. Des Weiteren wurde bei Medpilot mit den deutschen Begrifflichkeiten – invasiv beatmet, sediert*, Patienten*, Musiktherapie*, Angst*, Unruhe*, Männer*, Frauen*, Senkung von Ängsten und Unruhezuständen gesucht. Die benutzten Begrifflichkeiten lassen sich auf das PICO-Schema zurückführen.

Tab. 2. PICO Schema. Eigene Darstellung.

Kriterium	Englisch	Deutsch
Population	Patients, women, men, with invasive artificial respiration	Patienten, Frauen, Männer, invasiv beatmet
Intervention	Music Therapy	Musiktherapie
Comparison	--	--
Outcome	Decrease of anxiety and agitations	Senkung von Ängsten und Unruhezuständen

Nach dem PICO-Schema werden Patienten/Innen erfragt, die invasiv beatmet werden und währenddessen Musiktherapie erhalten, mit dem Ziel, Ängste und Unruhezustände zu reduzieren. Zur Übersetzungshilfe von englischen Studien wird das Online Wörterbuch Linguee benutzt. Ausgewählt werden Artikel, die nicht älter als 9 Jahre sind, wobei zeitgemäße Artikel bevorzugt werden. Ein weiteres Auswahlkriterium ist die Personengruppe, also Frauen und Männer. Des Weiteren werden Artikel mit einbezogen, die thematisch auf die Senkung von Ängsten und Unruhezuständen beziehen. Ausgeschlossen werden Artikel, die sich auf Wachkoma oder Locked-in-Patienten berufen. Zunächst werden Dopplungen in den Ergebnissen erfasst und ausgesondert. Folgend werden alle Titel, danach alle Abstracts gesichtet und Artikel, die den oben genannten Ausschlusskriterien entsprechen, aussortiert. Ausgesuchte Artikel werden auf inhaltliche Relevanz gelesen und gegebenenfalls ausgeschlossen.

5 Ergebnisse

Zur Beantwortung der Forschungsfrage: *„Wie sind die Auswirkungen von patienten-orientierter Musik-Therapie auf Angst- und Unruhe-Zustände bei sedierten, invasiv beatmeten Patienten?"* werden in dieser empirischen Arbeit zwei von drei recher-chierten Studien genutzt. Dr. Chlan stellt in ihrer Studie im Jahr 2013 fest, dass Pati-enten die während des künstlichen Komas mit individuell auf den Patienten ausge-richtete Musik konfrontiert werden, weniger Angstzustände aufweisen, da sich die Musik beruhigend auswirkt und dadurch die Sedierungsintensität gesenkt werden kann. Den Patienten werden im Rahmen der Studie Kopfhörer mit patientenorientier-ter Musik aufgesetzt (PDM). Die Studie von Dr. Chlan umfasste 373 künstlich beat-mete Patienten aus 12 verschiedenen Intensivstationen an 5 Krankenhäusern, im Zeitraum September 2006 bis März 2011. Von den teilnehmenden Patienten sind 52% weiblich bei einem Durchschnittsalter von 59 Jahren. Im Schnitt liegen die Pati-enten, die an der Studie teilnehmen, 6 Tage beatmet auf der Intensivstation. Weiter zeigen die Untersuchungen der Studie aus dem Zeitraum von 2006 bis 2011, dass ein Großteil der teilnehmenden Patienten das Hören von Musik über Kopfhörer als subjektiv positiv empfinden. Dieses wird anhand der dokumentierten Vitalparameter, die auf Entspannung des Patienten hinweisen, deutlich. Aus medizinischen Aspekten können unter bestimmten Anwendungssituationen signifikante Therapie-Ergebnisse erzielt werden. Musik ist ein starker „Ablenker" mit Einfluss auf das Angstempfinden, die die Aufmerksamkeitskanäle im Gehirn mit auditiven Reizen stimuliert. Diese kön-nen nicht gleichzeitig mit stressigen Umweltreizen belegt werden. PDM-Patienten, die täglich Musik hören können frühzeitiger extubiert werden, da sie entspannter und ruhiger sind und somit auch weniger Sedativa benötigen (Chlan et al., 2013). Eine weitere Studie zeigt, dass Musiktherapie den Grad der Angst signifikant senkt (San-juán et al., 2012).

6 Fazit

Zu der Forschungsfrage „*Wie sind die Auswirkungen von patientenorientierter Musik-Therapie auf Angst und Unruhe bei sedierten, invasiv beatmeten Patienten?*" lässt sich generell belegen, dass Patienten, die während der invasiven Beatmungstherapie gezielt mit Musik konfrontiert werden, weniger Ängste aufweisen, da die patientenorientierte Musik eine beruhigende Wirkung auf den beatmeten Patienten hat. Dadurch kann auch die Sedierungsintensität nachweislich reduziert werden Die beruhigenden Auswirkungen zeigen sich anhand der messbaren Vitalparameter. Des Weiteren wird festgestellt, dass Patienten die mit Musiktherapie während der invasiv beatmeten Phase konfrontiert werden, frühzeitiger extubiert werden können, da sie entspannter und ruhiger sind und somit auch weniger Sedativa benötigen. Weiter wird festgestellt, dass der Grad der Angst signifikant gesenkt werden kann. Die vorliegende empirische Arbeit kritisiert, dass die betroffenen Patienten nach dem Erwachen aus dem künstlichen Koma nicht zu ihrem Schmerz-/Stressempfinden befragt werden. Dies wird in keiner Quelle erwähnt. Es empfiehlt sich, die Patienten nach Beendigung der invasiven Beatmung zusätzlich zu den Auswertungen über die Vitalparameter nach ihrem Empfinden während der Musiktherapie und einer möglichen Stressreduktion zu befragen. Aufgrund der geringen Studienlage ist eine weitere Handlungsempfehlung, die Forschung zum Thema Musik und ihre Wirkung auf Unruhe-/ und Angstzustände bei invasiv beatmeten Patienten auszuweiten.

7   Literaturverzeichnis

Altenmüller, E., Klöppel, R. (1993): Die Kunst des Musizierens: Von den physiologischen und psychologischen Grundlagen zur Praxis. Schott Music GmbH & Co. KG, Mainz. S. 175

Bernatzky, G., Kreutz, G. (2015): Musik und Medizin, Chancen für Therapie, Prävention und Bildung, Springer-Verlag, Wien. S. 3-379.

Betäubungsmittelgesetz (BmG), §1, Abs.2, Punkt 1. Bundesministerium der Justiz und für Verbraucherschutz. Betäubungsmittelgesetz (BtMG). Online verfügbar: https://www.gesetze-im-internet.de/btmg_1981/__1.html.   Letzter   Zugriff   am: 14.08.2018, 11:34 Uhr

Cascorbi, I. Sorge, J. Strumpf, M. (2013): Medikamenten-Pocket Schmerztherapie, Springer-Verlag, Berlin Heidelberg. S. 24

Chlan, L. L. (2013): Effects of Patient-Directed Music Intervention on Anxiety and Sedative Exposure in Critically Ill Patients Receiving Mechanical Ventilatory Support, Online verfügbar: https://jamanetowrk.com/journals/jama/fullarticle/1687827.
Letzter Zugriff am: 14.07.2018, 20:43 Uhr

Deutsche Musiktherapeutische Gesellschaft e.V. (DMtG), Bundesgeschäftsstelle, „Kasseler Thesen zur Musiktherapie", Bundesarbeitsgemeinschaft (BAG), Musiktherapie in Deutschland (1998), online verfügbar: http://www.musiktherapie.de/musiktherapie/definition.html. Letzter Zugriff am 13.07.2018 16:55 Uhr

Gustorff, D., Hannich, H. (2000): Jenseits des Wortes: Musiktherapie mit komatösen Patienten auf der Intensivstation. Hans-Huber Verlag, Hogrefe AG, Bern. S. 35-54

Herkenrath, A. (2005): Von der Klangwerdung des Seins. Musiktherapie mit Menschen im Wachkoma – Ein musiktherapeutischer Ansatz. Vandenhoeck & Ruprecht, Köln. S. 55

Hospital Universitari de Bellvitge (2012): online verfügbar:
https://www.ncbi.nlm.nih.gov/pubmed/23298702.
Letzter Zugriff am: 31.07.2018, 12:35 Uhr

Kretz, F., Schäffer, F., Teerbowen, T. (2016): Anästhesie, Intensivmedizin, Notfall-
medizin, Schmerztherapie. 6. Auflage, Springer Verlag GmbH, Deutschland. S.25

Kowal-Summek, L., Dr. (2016): Musiktherapie und Autismus. Zur Anwendung aus-
gewählter Methoden der Leiborientierten Musiktherapie. 2. Auflage, Springer Fach-
medien, Wiesbaden. S.60-375

Lang, H. (2017): Außerklinische Beatmung- Basisqualifikation für die Pflege heimbe-
atmeter Menschen, Springer-Verlag GmbH, Deutschland. S. 72

Larsen R., Ziegenfuß T., Mathes A. (2018): Beatmung- Indikation-Techniken-
Krankheitsbilder, 6. Auflage, Springer-Verlag GmbH, Deutschland. S. 117

Liedtke, R. (2004): Die Vertreibung der Stille. Deutscher Taschenbuch Verlag. S.144

Plahl, Chr., Koch-Temming, H. (2008): Musiktherapie mit Kindern. 2. Auflage,
Hans-Huber Verlag, Hogrefe AG, Bern. S.30

Pschyrembel online, Walter de Gruyter GmbH, online verfügbar:
https://www.pschyrembel.de. Letzter Zugriff am: 28.07.2018, 04:39 Uhr

Striebel, H., Prof. Dr. med. (2003): Die Anästhesie. Band 1. Schattauer GmbH,
Stuttgart

S. Trojan, F. Wappler (2001): Schmerztherapie in der Intensivmedizin. online verfügbar: https://www.ai-online.info/abstracts/pdf/dacAbstracts/2011/249_trojan.pdf.
Letzter Zugriff am: 14.08.2018,11:11 Uhr

Ullrich, L., Stolecki, D. (2015): Intensivpflege und Anästhesie, 3. Auflage. Thieme
Verlag. S. 425

van Deest, H. (1997): Heilen mit Musik. Musiktherapie in der Praxis. dtv Verlag. S.20

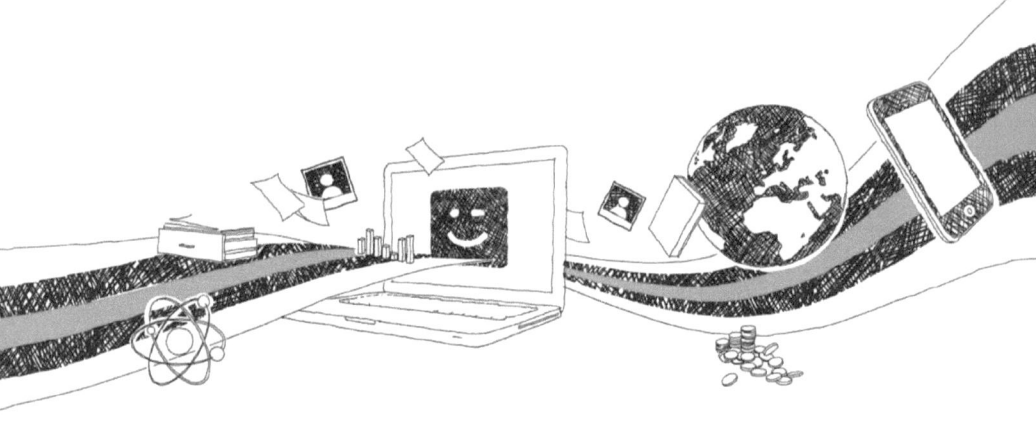
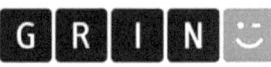